BEI GRIN MACHT SICH IHR WISSEN BEZAHLT

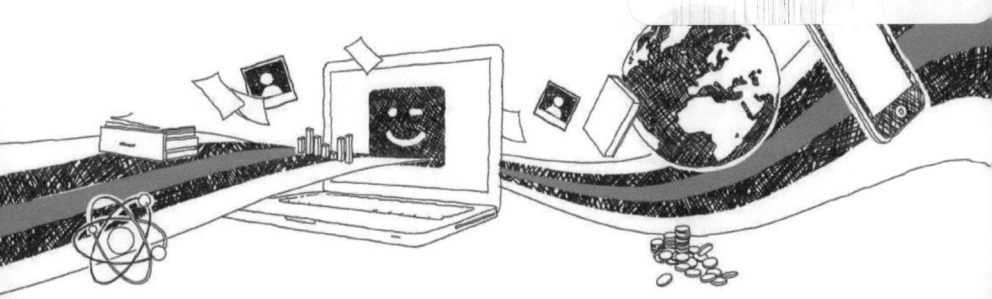

- Wir veröffentlichen Ihre Hausarbeit,
  Bachelor- und Masterarbeit

- Ihr eigenes eBook und Buch -
  weltweit in allen wichtigen Shops

- Verdienen Sie an jedem Verkauf

Jetzt bei www.GRIN.com hochladen und kostenlos publizieren

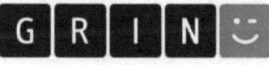

Inwiefern beeinflusst die neuromuskuläre Erkrankung "Muskeldystrophie Typ Duchenne" (DMD) das Studium der Sozialen Arbeit?

Tobias Müller

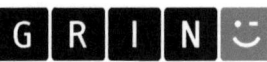

Bibliografische Information der Deutschen Nationalbibliothek:

Die Deutsche Nationalbibliothek verzeichnet diese Publikation in der Deutschen Nationalbibliografie; detaillierte bibliografische Daten sind im Internet über http://dnb.d-nb.de abrufbar.

ISBN: 9783346560926
Dieses Buch ist auch als E-Book erhältlich.

Druck und Bindung: Books on Demand GmbH, Norderstedt Germany
Gedruckt auf säurefreiem Papier aus verantwortungsvollen Quellen

Das vorliegende Werk wurde sorgfältig erarbeitet. Dennoch übernehmen Autoren und Verlag für die Richtigkeit von Angaben, Hinweisen, Links und Ratschlägen sowie eventuelle Druckfehler keine Haftung.

Das Buch bei GRIN: https://www.grin.com/document/900318

Kurs 2.12 "Gesundheitssoziologie"

Datum: 17.01.2022

Themafrage: „Inwiefern beeinflusst die neuromuskuläre Erkrankung "Muskeldystrophie Duchenne" das Studium der Sozialen Arbeit im Vergleich zu vermeintlich gesunden Studierenden?"

Verfasser der Hausarbeit: Tobias Müller

Inhalt

I.   Einleitung/ Themenbezug

Das Thema: „Inwiefern beeinflusst die Neuromuskuläre Erkrankung ‚Muskeldystrophie Typ Duchenne'(DMD) das Studium der Sozialen Arbeit im Vergleich zu vermeintlich gesunden Studierenden?" hat mich seit Beginn meines Studiums motiviert, darüber nachzudenken und zu schreiben.

Darüber hinaus hat mich mein Psychologe Z. dazu gebracht, mich intensiv mit dem Thema meiner Behinderung zu beschäftigen und den Vergleich zu anderen vermeintlich Gesunden meines Studiums in einer Hausarbeit zu behandeln. Das fokussierte Interview fand in einem offenen Raum mit vorgegebenen Fragen statt. Da es sich um keine eigenständige Studie handelt, beruht die Recherche auf einer Literaturrecherche.

„Wahrscheinlich wäre ich nicht da, wo ich bin, wenn mich damals nicht der Ehrgeiz gepackt hätte"(Tobias Müller).

Vor ungefähr zehn Jahren hatte ich noch nicht einmal den Qualifizierten Hauptschulabschluss bzw. Mittlere Reife. Jedoch habe ich entgegen aller Erwartungen gezeigt, dass man mit starkem Willen vieles erreichen kann. Damals war es für mich nicht einfach, Menschen wie z.B. meine Lehrerin zu überzeugen, dass ich mehr aus mir rausholen wollte, als mir alle zutrauten.

Nachdem ich vor knapp drei Jahren meinem Ziel, nämlich einem Studium ein großes Stück näher gekommen bin, war ich zutiefst begeistert, meinem Umfeld und vor allem mir selbst das Gegenteil zu beweisen.

Trotz der progressiv voranschreitenden Behinderung „Muskeldystrophie Typ Duchenne" habe ich mein Studium der Sozialen Arbeit begonnen. Seither hat mich das Thema der heutigen Hausarbeit beschäftigt. In dieser Facharbeit steht der wissenschaftliche Diskurs im Mittelpunkt. Seitdem ich weiß, dass meine Behinderung zunehmend meine Mobilität einschränkt, möchte ich anderen Menschen und Gleichgesinnten zeigen, dass man mit einer progressiven Erkrankung mehr erreichen kann, als man sich in Gedanken vorstellen kann.

In dieser Arbeit gehe ich bewusst auf unterschiedliche Perspektiven meines persönlichen Umfelds ein. Dazu gehören verschiedene Bezugsdisziplinen, wie Medizin, Pflege, Psychologie, Pädagogik und Therapeutische Maßnahmen. Darüber hinaus möchte ich mein näheres Umfeld, wie z.B. Kommilitonen, ebenfalls einbeziehen. Diese Befragung findet im Rahmen eines offenen Interviews statt.

Die vorliegende Arbeit beschäftigt sich mit dem Thema DMD, die gesundheitssoziologischen Betrachtungsweisen der objektiven und subjektiven Gesundheit bzw. Krankheit. Des Weiteren möchte ich meinen Alltag in Vergleich setzen zu dem Alltag meiner Kommilitonen. Der wissenschaftliche Diskurs bezieht sich auf meine Behinderung und zeigt Mobilitätsfördernde und erhaltende Maßnahmen.

Dabei bezieht sich die Recherche auf Forschungen von Neuromuskulären Erkrankungen und. Zudem gehe ich knapp auf theoretisches Wissen der jeweiligen Bezugsdisziplin ein. Die Betrachtungsweise meiner Forschung bezieht sich auf das Wissen der Semiprofession Soziale Arbeit.

Anfangs gebe ich die Definitionen über die Neuromuskulären Erkrankung, im speziellen DMD, anschließend gehe ich auf die Gesundheitsdefinition ein.

Im späteren Verlauf stelle ich die verschiedenen Bezugsdisziplinen dar und verknüpfe sie anhand der geführten Interviews.

Am Ende findet die Auswertung der Kurzinterviews statt und anhand dieser gebe ich einen kurzen Ausblick zu Entwicklungen der Forschung von DMD.

Dabei hoffe ich, dass diese den / die Leser*/innen inspirieren und ich dazu motivieren kann, in einer späteren Berufskarriere optimistisch zu denken. Des Weiteren soll es als Wegweiser dienen für alle, die bis jetzt keinen Kontakt zu diesem Klientel hatten.

II.   Definition „Neuromuskuläre Erkrankungen/ MD Typ Duchenne"
Historischer Kontext

Der historische Kontext von Muskelerkrankungen wird auch beschrieben in „Leben mit Duchenne-Muskeldystrophie. Eine qualitative Studie mit jungen Männern" von Volker Daut (vgl. Daut 2005). Dabei fiel auf, dass neuromuskuläre Erkrankungen bereits lange bekannt sind, sogar schon um ca. 2500 v. Chr. gab es ein Bild eines jungen Mannes in einem Grab. Dabei fiel die besonders auffällige Darstellung eines ausgeprägten Fußgewölbe[s] auf, dicke Waden wurden damals als Pseudohypertrophie gedeutet, die auf eine Muskeldystrophie hindeuteten. Die dafür verantwortliche Muskeldystrophie Typ Duchenne (DMD) wurde in der ersten Hälfte des 19. Jahrhunderts erstmals von dem Arzt Gaetano Conte beschrieben.

Auch der Engländer Edward Meryon berichtete in Medizinischen Fachkreisen mit detaillierten Schilderungen über die Symptome. Ihm fiel auf, dass degenerative Veränderungen der Muskelfasern bei acht Jungen aus drei Familien ausschlaggebend waren, aber die Nervensysteme schienen nicht betroffen zu sein. Synonym zu DMD ist der Begriff "Meryon Myopathie". Das bezeichnet genetische Veränderungen des Funktions-Stoffwechsels oder Strukturveränderungen der Skelett- und/oder der Herzmuskulatur (vgl. Zichner 2003).

Der bedeutendste französische Forscher auf diesem Gebiet, Guillaurne Benjamin Amand Duchenne de Boulogne, war zugleich als Neurologe tätig, veröffentlichte im Jahre 1861 und 1868 Beschreibungen dieser Myopathie. Aufgrund verschiedener Beobachtungen, Obduktionen etc. vermutete Duchenne eine primär myopathische Genese (vgl. S. 262, Forst R., 2000).

Auch er erkannte, dass die beschriebene Muskelerkrankung vererblich ist. „Duchennes Beobachtungen zur Vererbung wurden 1879 durch Gowers weiter präzisiert, als dieser feststellte, dass nur Jungen erkranken und diese Erkrankung von gesunden Müttern auf ihre Söhne übertragen wird" (vgl. Forst R.) (f. S. 18, Daut 2005).

Den Begriff Muskeldystrophie Duchenne „Dystrophia muscularis progressiva" verwendete Wilhelm Erb. Er grenzte dadurch die neuromuskuläre Muskelerkrankung gegenüber spinalen und neuronalen Muskelerkrankungen ab (vgl. f. S. 18, Daut 2005).

Merkmale der Erkrankung

Ursache der Erkrankung DMD ist das genetische Fehlen des Muskeleiweißes Dystrophin ab dem frühen Kindesalter; dadurch kommt es zu Veränderungen von Funktionen.

DMD betrifft fast ausschließlich Jungen und tritt mit einer Häufigkeit von einem unter 3500 Jungen auf. Alleine in Deutschland sind es ca. 1500 bis 2000 Betroffene, dabei muss jährlich von einer Neuerkrankungsrate von 100 Betroffenen ausgegangen werden.

Schon Neugeborenen weisen eine erhöhte Kreatinkinase-Aktivität auf. Anhand dessen lassen sich der Gendefekt und die gestörte Dystrophinbildung im Blut mit hoher Wahrscheinlichkeit nachweisen.

Beim Aufwachsen der Kinder machen sich anfangs Verzögerungen der grobmotorischen Entwicklung bemerkbar, wie Schwierigkeiten bei Bewegungsmustern z.B. von Krabbeln und Laufen oder das Vermeiden von Aufstehen und Hinsetzen. Besonders das Abstützen mit den Händen und das an den Oberschenkeln „hochgreifen" beim Aufstehen vom Boden sind erste Anzeichen für diese Erkrankung. Im weiteren Verlauf ist das Gehverhalten besonders auffällig. Muskeldystrophiker besitzen eine Art „watschelndes", wiegendes Gangbild. Zu diesem Zeitpunkt, also meist noch vor der Einschulung, sind schon mindestens 40 % der Muskelfasern zerstört und zahlreiche Funktionen nachhaltig beeinträchtigt. Der Abbau der Muskulatur findet im gesamten Körper statt, anfangs vor allem im Bauch- und Rückenbereich. Grob zusammengefasst kommt es zu Bewegungseinschränkungen durch zunehmende Kontrakturen an den Extremitäten. Die Kontraktur der Achillessehne führt dazu, dass die Jungen nur noch auf dem Spitzfuß laufen können, bis sie dann ca. zwischen dem achten und zwölften Lebensjahr gehunfähig werden. Im späteren Verlauf, ca. zwischen dem 12. Und 16. Lebensjahr kommt es zu einer massiven Wirbelsäulen-Deformation, wodurch die ohnehin schon eingeschränkte Atmung nochmals wesentlich erschwert wird. Das führt schließlich dazu, dass eine maschinelle Beatmung notwendig wird.

Des Weiteren findet keine angemessene Sekret-Mobilisation der oberen und unteren Atemwege statt. Abhusten des Schleimes in Bronchien und Lunge wie bei Gesunden ist den betroffenen Patienten aufgrund der fehlenden Muskelkraft nicht möglich. Dadurch besteht eine ständig erhöhte Infektionsgefahr der gesamten Atemwege.

Im weiteren Krankheitsverlauf kommt es zur Beeinträchtigung der Herzgesundheit, denn auch das Herz besteht genau wie die Skelettmuskulatur aus der sogenannten „quergestreiften Muskulatur". Zudem sind sprachmotorische Schwierigkeiten wie z.B. eine Verzögerung der Sprachentwicklung und Lernprobleme auffallend (vgl. DGM 2019).

Ausblick

2018 ist es Wissenschaftlern gelungen, Hunde nach einer Behandlung mit Hilfe der Genschere Crispr-Cas9 mit DMD zu heilen. Die Wissenschaftler prüfen derzeit, ob dieser Effekt langanhaltend bleibt; sollte dies so sein, ist der Weg für weitere Studien geebnet. Zudem existieren weitere Konzepte wie jenes von Olson, die darauf setzen, den Gendefekt weitgehend zu minimieren und den eigenständigen Eiweißprozess wieder herzustellen. Nach Berechnungen von Medizinern sollten 15 % der normalen Menge des Muskeleiweißes ausreichen. Daran forscht ein Expertenteam an der University of Texas. Ob es in den nächsten Jahren ein wirkliches Heilmittel gibt, gilt abzuwarten. Experten zeigen sich leicht optimistisch, was die Heilung von Muskeldystrophie Duchenne betrifft (Zinkant 2018).

III. Definition Gesundheit vs. Krankheit
a. Subjektives Gesundheitsempfinden

Im folgenden Schritt definiere ich den Begriff Gesundheit genauer, um das subjektive Gesundheitsempfinden konkreter zu erläutern. Des Weiteren hinterfrage ich ebenfalls die Definition einer Krankheit, um das Krankheitsempfinden auf psychischer und physischer Ebene zu beleuchten. Dabei werde ich auch den Gesundheitsbegriff aus der Verfassung der WHO offenlegen.

Die Begriffe von Gesundheit und Krankheit lassen sich schwer voneinander trennen; sie werden je nach Profession unterschiedlich interpretiert. Dabei gehe ich nur auf die gängigsten Definitionen kurz ein.

Zunächst zum Begriff „Gesundheit". Der Duden definiert dieses Wort folgendermaßen: „Gesundheit ist ein Zustand oder ein bestimmtes Maß körperlichen, psychischen oder geistigen Wohlbefindens; die Nichtbeeinträchtigung durch Krankheit (vgl. Dudenverlag)."

T. Parson, die aus dem Bereich der Medizinsoziologie stammt, definiert Gesundheit anders. Für sie bedeutet der Begriff Gesundheit „ ein Zustand optimaler Leistungsfähigkeit eines Individuums für die wirksame Erfüllung der Rollen und Aufgaben, für die es sozialisiert (Sozialisation = Einordnungsprozess in die Gesellschaft, Normen- und Werteübernahme) worden ist (vgl. ff. S. 57, Mitscherlich et al. 1972)."

Der Gesundheitswissenschaftler Klaus Hurrelmann grenzt den Gesundheitsbegriff genauer ein. Für ihn ist es „ein Zustand des objektiven und subjektiven Befindens einer Person, der gegeben ist, wenn diese Person sich in den physischen, psychischen und sozialen Bereichen ihrer Entwicklung im Einklang mit den eigenen Möglichkeiten und Zielvorstellungen und den jeweils gegebenen äußeren Lebensbedingungen befindet (ff. S. 289-298, Coelen und Otto 2008)."

Nichtsdestotrotz darf der Begriff „Gesundheit" nicht nur als „das Fernbleiben von Krankheit" bezeichnet werden, denn dabei müssen mehrere Faktoren beachtet werden, wie oben bereits von den angeführten Autoren beschrieben. So beschreibt auch die WHO-Verfassung den Begriff „Gesundheit" folgendermaßen: „Die Gesundheit ist ein Zustand des vollständigen körperlichen, geistigen und sozialen Wohlergehens und nicht nur das Fehlen von Krankheit oder Gebrechen (f. S. 1, WHO 08.05.2014)." Die Völker, die der Verfassung zugestimmt haben, treten für den Weltfrieden und den Schutze der Gesundheit sowie der gesundheitlichen Verbesserung des Volkes ein.

Im Gegenzug dazu wird der Begriff „Krankheit" erläutert.
Krankheit ist eine „körperliche, geistige oder psychische Störung, die an bestimmten Symptomen erkennbar ist (vgl. Dudenverlag)."

Schmidt und Unsicker beschreiben in ihrem „Lehrbuch Vorklinik" psychosomatische Modelle. Dabei gehen sie auf die Definition von psychosomatischen Erkrankungen ein. Für die Medizinsoziologen bedeutet dies „sowohl körperliche Funktionsstörungen ohne ausreichend erklärendes organisches Korrelat (somatoformer oder dissoziative Störungen) als auch organische Erkrankungen (vgl. Schmidt und Unsicker Klaus 2008)."

Im Folgenden gehe ich auf die subjektive Gesundheit ein.
Der Großteil der deutschen Bevölkerung, die in einer Studie befragt wurde, gab an, dass es ihnen gut bis sehr gut gehe und sie sich als gesund beschreiben würden. Dabei nahm das Gesundheitsgefühl ab über 65 Jahren signifikant ab.
Die befragte Personengruppe wurde auch bezüglich der Bildungsschichten genauer untersucht. Dabei wurde festgestellt, dass die Befragten aus den höheren Bildungsschichten ihre Gesundheit besser bewerten als die aus den niedrigeren Bildungsschichten. Zudem

wurde ein regionaler Vergleich verschiedener Standorte zwischen Bayern und Schleswig-Holstein dargestellt. Dabei wurde deutlich, dass Frauen aus Bayern und Männer aus Schleswig-Holstein ihre Gesundheit besser einschätzen als der Bundesdurchschnitt (vgl. Lange und Lampert 2011).

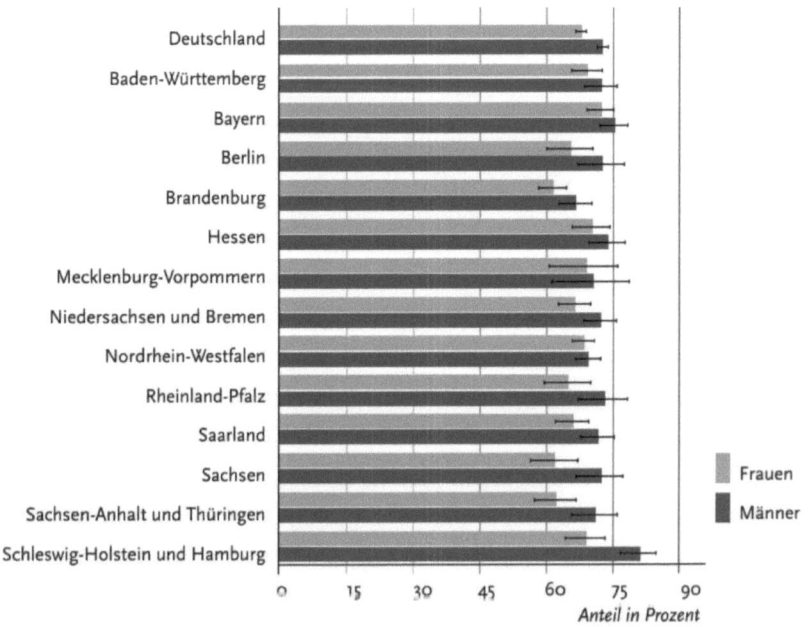

Abbildung 1 Regionale Verteilung: Anteil der Befragten mit sehr guter oder guter Gesundheitseinschätzung

b. Objektives Gesundheitsempfinden bzw. Krankheitsempfinden

Das objektive Gesundheitsempfinden lässt sich in der naturwissenschaftlich-technischen Medizin anhand von objektiven Krankheitserscheinungen belegen. Die Schulmedizin kann direkt oder indirekt solche Symptome messen bzw. darstellen, beispielsweise durch Röntgenaufnahmen, MRT oder Endoskopien..

Zudem können weitere Befunde anhand von physikalisch-chemischen Methoden erhoben werden, wie z. B. Laborwerte. Im Gegensatz zu subjektiven Symptomen sind objektive Symptome unmittelbar oder mittelbar festzustellen durch Befunde und können sinnlich wahrnehmbar sein. In der biomedizinischen Technik gibt es Symptome bzw. Krankheitserscheinungen, die auf bestimmte Probleme hinweisen. In der Schulmedizin nennt man diese Symptome „wirkliche Krankheit". Das Symptom ist demnach aber nicht die Krankheit selbst, sondern nur die Anzeige einer Störung.

Der Symptombegriff ist also lediglich die Erscheinung einer Krankheit. Jedoch ist die Zuschreibung von Krankheiten mittels Symptomen mit Vorsicht zu genießen. Fälschlicherweise deuten Symptome wie z.b. der Gelenkschmerz auf eine Krankheit hin, obwohl der Patient subjektiv keine Schmerzen spüren kann. Durch die Schulmedizin verlieren subjektive Symptome des Patienten immer mehr an Wert. Sobald die ärztliche Diagnose feststeht, wird häufig eine kausale Therapie zur Behandlung der Erkrankung durchgeführt. Ist keine kausale Therapie möglich, werden die Symptome zur Linderung behandelt. Jedoch gibt es auch Erkrankungen, die nicht kausal therapierbar sind, wie z. B. Muskeldystrophie, wobei dann die symptomatische Behandlung in den Fokus rückt. Es wird auch von „symptomatischer Heilung" gesprochen. Viele Betroffene können unheilbare Diagnosen nicht akzeptieren und versuchen mit Alternativen zur Schulmedizin eine Verbesserung zu erzielen, die sie dann z.b. in Bereichen wie Ayurveda, Akupunktur und Homöopathie finden können (vgl. Wegener Andreas 2007).

Selbstbezogenes Beispiel:

Aufgrund meiner Erkrankung Muskeldystrophie Typ Duchenne habe ich mich im Herbst letzten Jahres dazu entschieden, eine Tracheostomie durchführen zu lassen. In der Nachfolge davon habe ich in letzter Zeit vermehrt Probleme mit der Sekret-Mobilisation. Da meinem Pneumologen und Hausarzt keine kausale Behandlungsmethode zur Verfügung steht, versucht er mit einer rein symptomatischen Behandlung meine Schwierigkeiten zu lindern, z. b mit therapeutischen Maßnahmen wie Atemtherapie.

IV. Vergleich zwischen meiner Erkrankung und vermeintlich gesunden Studierenden

a. Interviewpartner Dr. S., Bezugsdisziplin Medizin

Die Befragung fand mittels eines Email-Fragenbogens statt.

Herr Dr. S., Internist und Pneumologe, war Chefarzt einer Intensivstation, wo ich im Frühjahr 2012 aufgrund einer schweren Lungenentzündung behandelt worden bin. Seither hat er mich fachärztlich begleitet. Herr Dr. S. arbeitet beim ärztlichen Medizinischen Versorgungszentrums (MVZ) und dem Medizinischen Behandlungszentrums für Menschen mit Behinderung (MZEB). Das MVZ ist eine Arztpraxis mit Allgemeinmedizinern, Ärzten für Innere Medizin und einem Arzt für Physikalische und Rehabilitative Medizin. Im Gegenzug zum MVZ ist das MZEB ein Behandlungszentrum, das auf spezialmedizinische Versorgung nach § 119c SGB V i. V. m. §43b SGB V ausgerichtet ist.

Ziele und Maßnahmen des MZEB sind zum einen die Verbesserung der Lebensqualität, Prophylaxen, Vermeidung von Fehlversorgung, „Verbesserte Teilhabe durch sozialpädagogische Beratung, Koordination ärztlicher, psychologischer und therapeutischer Maßnahmen und Aufstellen eines Behandlungsplans (Stiftung Pfennigparade 2019e)."
Weitere Ziele sind eine bessere Folgeversorgung in weiteren stationären Behandlungen. Der Schwerpunkt dieses MZEBs liegt auf der Versorgung der außerklinischen Beatmung von Menschen mit Körperbehinderung (vgl. Stiftung Pfennigparade 2019d).

b. Interviewpartner Herr V.

Die Befragung fand mittels eines Email-Fragenbogens statt. Die Versorgung von Menschen mit einer Atemlähmung oder zusätzlichen Beatmung benötigt eine besonders intensive Betreuung. Das Fachteam der Intensiv-Fördergruppe (IFG) ist ein multidisziplinäres Team, das aus Pflegekräften und Pädagogen besteht. Zudem arbeiten die Intensiv-Fördergruppen eng mit der Arztpraxis im MVZ und dem MZEB zusammen, zusätzlich zu den Therapeutischen Maßnahmen. Jede der beiden Intensivfördergruppen bietet sechs Plätze für die genannte Zielgruppe (vgl. Stiftung Pfennigparade 2019b). Als Interviewpartner habe ich Herrn V. interviewt der als Heilerziehungspfleger und Pflegemanagement als akademischen Abschluss Master erworben hat.

c. Interviewpartner Psychologe Dipl.-Psych. appr. Z., Bezugsdisziplin Psychologie

Die Befragung fand mittels eines qualitativen Interviews statt. Z. ist ein Diplom-Psychologe, der sich auf psychotherapeutische Behandlung spezialisiert hat. Seine Therapien beruhen auf alternativen und humanistischen Verfahren. Zudem ist er als Kinder- und Jugendpsychologe ausgebildeter Spezialist für Coaching, Behandlung von Depressionen, Notfall- und Krisenmanagement, Psychosomatik, Traumabehandlung sowie Umgang mit den Folgen von Gewalt und Missbrauch. Er bietet das Therapieangebot als Einzeltherapie, Familientherapie oder Paartherapie an. Er bedient sich noch weiterer Verfahren wie Hypnose, Integrative Therapie usw. Seit 2012 steht er mir mit seinem therapeutischen Wissen hilfreich zur Seite (vgl. Z.2019).

d. Interviewpartnerinnen mit Therapeuten der Logo-, Physio- und Ergotherapie

Folgende Therapeuten wurden befragt: Frau E., anerkannte Physiotherapeutin, und Frau K., anerkannte Ergotherapeutin. Logopädin wollte nicht befragt werden. Die Befragung fand mittels eines Email-Fragebogens statt.

Logopädie umfasst therapeutische Angebote wie die Therapie von Störungen der Kommunikation, Sprach-, Sprech-, Stimm- und Schluckstörungen. Seitdem bei mir eine Schluckstörung diagnostiziert ist und die Beatmung über ein Tracheostoma stattfindet, wurde der Therapiezyklus erhöht auf einmal wöchentlich (vgl. Stiftung Pfennigparade 2019c).

Physiotherapie umfasst das Therapieangebot nach neurophysiologischen Konzepten wie Bobath, Vojta, SL, Manuelle Therapie, Reflektorische Atemtherapie, Shiatsu, Psychomotorik, Craniosacraltherapie und Kinestetik. Ziele der Physiotherapie sind es, motorische Fähigkeiten und die Körperwahrnehmung zu verbessern bzw. zu erhalten und mit Betroffenen eine Strategie zur Alltagsbewältigung zu entwickeln (vgl. Stiftung Pfennigparade 2019).

„Ergotherapie fördert die grob- und feinmotorischen Aktivitäten und die Koordination. Mit handwerklichen und gestalterischen Mitteln werden die Patienten angeleitet und mobilisiert, um ihren Alltag und ihr Schul- oder das Berufsleben möglichst selbständig zu gestalten und zu bewältigen (f. Stiftung Pfennigparade 2019a)."

e. Interviewpartnerin Dozentin Frau Prof. Dr. R. der Bezugsdisziplin Erwachsenenbildung

Die Befragung fand mittels eines qualitativen Interviews statt. Frau Prof. Dr. R. ist seit 2014 als Professorin für Pädagogik eingestellt. Sie vertritt Bildungswissenschaften als ihre Hauptdisziplin.

f. Interview mit Kommilitoninnen

Frau W. (Die Befragung fand mittels eines qualitativen Interviews statt) und Frau S. (Die Befragung fand mittels eines Email-Fragenbogens statt) Kommilitoninnen der Sozialen Arbeit im sechsten Semester wurden als Vergleichsstichprobe herangezogen, um die Hausarbeit anfertigen zu können.

g. Auswertung der Interviews

Wie bereits einfließend bei den Interviewpersonen erwähnt, fanden qualitative Interviews und Befragungen mittels Fragebogen statt, aufgrund der Zeitkomponente. Bei der Auswertungen meiner Arbeit ließ sich feststellen, dass keiner der befragten Personen, sich das selbst vorstellen kann, was es heißt Muskeldystrophie Duchenne als Grunderkrankung zu haben, selbst Therapeuten*/innen und Pflegekräfte.

[So antwortete Frau K. auf die Frage]: „Wie würden Sie mit der Erkrankung umgehen?"

„Die Frage zu beantworten ist sehr sehr schwierig, weil man sich natürlich nur schlecht in die Situation hinein versetzen kann. [...] Ich glaube aber auch dass es teilweise sehr sehr schwer ist, wenn also ich weiß nicht ob ich das immer so könnte, ich glaube ich bräuchte sehr viel therapeutischem psychologische Hilfe wenn ich diese Erkrankung hätte, um nicht aufzugeben, weil es glaube ich schon auch sehr sehr schwierig ist, sich immer auf das Positive zu konzentrieren kann sehr sehr anstrengend sein und ist auch glaube ich viel Arbeit."

[Oder Herrn Dipl.-Psych. appr. Z. beantwortete die Frage #12:21]: *„ Was würde sich ändern, wenn Sie sich vorstellen müssten, dass Sie Muskeldystrophie Typ Duchenne haben? "*

[Er antwortete#12:27]: *„Einfach alles ich hab's mir oft gedacht wenn ich hier auf mit meinen zwei Füßen rausgelatscht bin und mich geärgert hab wenn ich keine Ahnung eingeparkt war oder so und mir dann gedacht hab ja und du sitzt im Rolli und musst irgendwie auf den Bus warten und dann schaun das es der richtige ist und wie komm ich da rein und wo is auf nem U-Bahnhof äh der Lift is überhaupt einer da wen ja is er grad verfügbar falls er verfügbar is Scheiße wahrscheinlich is er kaputt weil er verfügbar ist"*

Die Situation sich vorstellen zu müssen übertrifft den Vorstellungshorizont für nicht direkt selbst Betroffene dieser Erkrankung.
„Ich hingegen werde tagtäglich mit den Auswirkungen meiner Behinderung konfrontiert."

[Wie Herr Z.im weiteren Interviewverlauf festgestellt hat, dass er über die Frage verwundert war#13:01#]
„Äh geht's eigentlich noch ja also mich nich bewegen können nich so atmen können wie ich will ne andere wenn überhaupt ne andere Form von Sexualität falls überhaupt ähm immer für jeden Verzeihung jeden Pups jemanden fragen, bitten drauf warten, mich einreihen, mich vertrösten lassen Scheiß wüten werden wenn des nich passiert zum zugesagten Zeitpunkt."

Als Betroffener sieht man die Welt mit anderen Augen, schlichtweg findet man sich mit der Situation ab auf Hilfe angewiesen zu sein und stellt seine Bedürfnisse weiter zurück. Ich brauche in allen Lebensbereichen Unterstützung, beim Anziehen, Waschen, Zähneputzen etc. Selbst in der Hochschule benötige ich Hilfe beim Mitschreiben.

„Aber was heißt das auf Unterstützung angewiesen sein???"

Für mich bedeutet es nicht nur, dass ich erhöhten Zeitbedarf brauche aufgrund der Handreichungen. Nein, auch außerhalb der Hochschule muss ich Therapien und Arztbesuche unterbringen um nicht meine kostbare Gesundheit aufs Spiel zu setzen.
Die Teilhabe in der Gesellschaft ist massiv eingeschränkt, weil ich nicht einmal ohne Begleitung herausgehen darf, weil es zu gefährlich wäre mit einer Eigenatmungszeit von höchstens fünf Minuten, einer Trachealkanüle die mit Sekret sich füllen könnte und dem Beatmungsschlauch, der sich spontan lösen könnte.

Heißt alleine ohne Begleitung kann ich nicht mal einfach draußen spazieren gehen bzw. fahren, Freunde treffen oder auf ein Konzert gehen.

[„Ich bin immer auf andere Personen angewiesen um am Leben teilnehmen zu können. Deswegen lässt sich feststellen, dass der Zeitaufwand bei Arbeiten für die Hochschule ein gesonderter Antrag auf Nachteilsausgleich zu stellen ist."] **Aussage von mir.**

Aber was heißt das zum Vergleich zu den vermeintlich gesunden Studierenden? Um der Frage nachzugehen, habe ich am Ende des Interviews die Mitstudierenden Fragen auf die Zeit neben dem Studium gestellt.

[Es ließ sich herausfinden, dass Frau S. ihre Freizeit anderweitig füllt, mit Freizeitaktivitäten, wie Frage 13] *[...] „gerne wandern, schwimmen, ins Fitnessstudio, mache Ballett, lese gerne, zeichne und singe. Und natürlich mache ich das alles am liebsten mit Freunden und Verwandten."*

[Oder Frau W. #17.32]: *„Hm, also neben Studium arbeiten. Als Erzieherin einmal im Tagesheim, also mit Grundschulkindern, das heißt, i hab Mittagsbetreuung und dann ähm Arbeit ich noch mit psychisch erkrankten Menschen, ähm so an am Kontakttreff, ähm, wo es eben um Beratung geht, wenn des die Betroffenen wünschen, ansonsten eben um Begleitung-Betreuung von dem ganzen Angebot."*

Das lässt sich folgenden einordnen, Frau W. lebt ihn München, wo die Lebenshaltungskosten höher sind als in Rosenheim. Abhängig davon lässt sich die Freizeit im Alltag verwenden.

[Bei Frau S. lässt sich noch folgende Frage 16 untersuchen, weil für Sie die Hochschule körperlich gesehen anstrengend ist].
„Psychisch belastet mich das Studium nicht stark - es gibt immer wieder viel zu reflektieren. Ich würde mehr sagen, dass man teilweise sehr gefordert wird, aber nicht zwangsläufig belastet.
Physisch dagegen belastet mich das Studium vorwiegend bei vielen Vorlesungen hintereinander und auch bei Blockseminaren (hier ist manchmal auch die psychische Beanspruchung etwas höher - je nach Themengebiet). Das ständige Sitzen ohne

Bewegungsmöglichkeiten (und ich nutze die Pausen hierfür) und die schlechten Stühle sind meines Erachtens der Gesundheit insbesondere des Rückens nicht sonderlich zuträglich. "

[Auch Frau R. fiel auf, dass]*{Tobias M.: #7#38# O super, danke ähm. Die letzte Frage is eigentlich umgekehrt ähm:] auf die Frage; „Welche Vor- und Nachteile meiner Erkrankung haben also Auswirkungen auf mein Studium und inwiefern, ja genau?*

Frau R.#7:55# *„Na gut, das sind natürlich ganz pragmatische Nachteile, wenn Sie einfach immer wieder Teile von Veranstaltungen nicht mitbekommen, weil Sie halt raus müssen, ähm wobei ich der Auffassung bin, ähm dass diese Präsenzveranstaltungen überschätzt werden, weil ich sehe, dass Sie diese Dinge auch nachbereiten, ähm dass Sie natürlich n erhöhten Aufwand einfach haben, was was das Treffen mit Kommilitonen anbelangt, wobei ich aber auch sehe, dass Sie ähm im Vergleich mit anderen einer derer sind, die am schnellsten auf Emails reagieren, also dass Sie da natürlich ihre Alternativen auch gefunden haben. Ähm nja ich weiß gar nich, sind Sie in der Regelstudienzeit noch?"*

[Der Mehraufwand mit einer so einschneidenden Erkrankung höher ist als für vermutlich Gesunde.]

Mir fällt auf der ersten Perspektive auf, dass es für Frau S. physisch gesehen anstrengend erscheinen mag, aber für Sie ist der Alltag nicht so belastend wie für mich.

Neben dem Studium kann wie bereits oben erwähnt, Frau S. ihre Freizeit voll und ganz nutzen. Ich hingegen muss die Mehrzeit für Pflegemaßnahmen und Medizinische Gesundheitsversorgung, wie Therapien und Arztbesuche investieren.

[Wie auch Herr V. festgestellt hat, gibt es aufgrund der Erkrankung einige Therapien die anfallen, wie in Frage 3 erläutert].

Es fallen Therapiemaßnahmen, wie Logopädie zur Sicherung des Schluck-Apparats und Sprechfunktion an, Ergotherapie zum Erhalt der Mobilität, Physiotherapie Kontrakturenprophylaxe und Atemtherapie zur Sekret Mobilisation und Masken- bzw. Trachealbeatmung an.

Das bedeutet konkret im Alltag eine zusätzliche Mehrbelastung im Studium im Vergleich zu vermutlich gesunden Kommilitonen/innen.

Aber auch in den Augen von Herrn V., überwiegen die positiven Aspekte gegenüber der negativen die ein Studium der Sozialen Arbeit die mit einer Muskelerkrankung zusammenspielen.

Auf die Frage: „Inwiefern beeinflusst Ihrer Meinung nach mein Studium der Sozialen Arbeit meine Gesundheit, Positive und negative Aspekte?"

Antwortete Herr V.: *„Erweiterung des geistigen Horizont durch Bildung, Nachgehen einer wichtigen und sinnvollen Tätigkeit, strukturierter Tagesablauf, sinnvolle Beschäftigung und Erhalt körperlicher Fähigkeiten" im Vergleich zu den negativen „anstrengende Fahrt zur Hochschule[...], langes Sitzen im Rollstuhl, wenig Entlastungsmöglichkeiten[...].*

Die Physiotherapeutin Frau E. sah das etwas anders:
- *Positiv: gute Integration -> glücklicher Mensch mit vielen Freunden*
- *Negativ: manchmal Verlust des Blicks für wichtiges wie Therapie -> viel Stress*

Das Studium beeinflusst folglich den Gesundheitszustand der Erkrankung „Muskeldystrophie Typ Duchenne weitgehendst positiv.

Trotzdem ließen sich der Luftröhrenschnitt und die PEG-Anlage nicht vermeiden, aufgrund der entwickelten Schluckstörung.

Auf die Frage 11: „Welche Maßnahmen haben Sie zusammen mit mir getroffen um die Auswirkungen meiner Schluckstörung zu minimieren? (Wie würden Sie mit der Erkrankung umgehen?)"

Antwortete Herr Dr. S.: „Wir haben ja gemeinsam die Vor- und Nachteile der Anlage einer PEG-Sonde besprochen. Der Vorteil einer PEG Sonde bei Schluckstörung liegt ja besonders darin die Aufnahme der notwendigen Kalorien zu gewährleisten und den

„Stress" - *dies über den normalen Weg zu gewährleisten* - *zu minimieren. Das ermöglicht dann die Aufnahme kleiner Mengen über den Mund. Denn Essen ist ja nicht nur Nahrungsaufnahme, sondern auch Genuss. Letztendlich haben wir dann elektiv die PEG-Sonde in einer Klinik anlegen lassen. "*

Diese Eingriffe haben dazu geführt, dass sich mein Allgemeinzustand verbessert hat.

Dem konnte Herr Dr. S. nur zustimmen.

Auf die Frage 12: „(Welche Verbesserungen haben Sie Festgestellt nach meiner Anlage der PEG-Sonde und der Tracheostomie?"

Antwortete er: „Die Anlage der PEG-Sonde hat recht rasch den gewünschten Erfolg gebracht. Die Anlage des Tracheostomas war zwar initial komplikationslos, aber die Gewöhnung an die Trachealkanüle war schon sehr langwierig und ist jetzt auch noch nicht ganz abgeschlossen. Der gro{]ße Vorteil der Tracheotomie ist ja die Vermeidung der Nebenwirkung der langen Maskenbeatmung wie Augentränen, Druckstellen und Überblähung des Magens. Man hat ja auch das Gesicht „frei". Und ich denke man fühlt sich dann auch freier, was man bei Ihnen auch sieht. "

V. Fazit/ Ausblick

Nach umfassenden Recherche und der eigenen Selbstwahrnehmung ließ sich feststellen, dass aufgrund der immer noch unheilbaren, regressiv fortschreitenden Erkrankung Muskeldystrophie Typ Duchenne ein Studium der Sozialen Arbeit möglich ist.

Zwar wirkt sich aus der Sicht der Therapeuten und Ärzte die körperliche und psychische Belastung auf die Erkrankung aus. Dennoch würden vermutlich die Meisten von Ihnen genauso handeln, wie sich bei den Befragungen feststellen ließ.

Eine der wichtigsten Komponente für einen möglichst normalen Lebensalltag ist die „Teilhabe im öffentlichen Leben". Diese wird gewährleistet durch Leistungen des X und XII Sozialgesetzbuch.

Diese Teilhabe führt sich auch auf die geistige Gesundheit aus und zwar positiv.

Im Vergleich zu anderen Mitstudierenden der Sozialen Arbeit stellt die Behinderung eine körperliche und psychische Belastung dar. Aber aufgrund der medizinischen fortgeschrittenen Versorgung der letzten Jahre ist mit der intensiven Heimbeatmung das Studium möglich.

Im Studienalltag gibt es verschiedene Hilfen durch Seiten der Hochschule, wie zum Beispiel der Nachteilsausgleich und die Bevorzugung bei der Online-Inskription, die es mir überhaupt ermöglichen zu studieren.

Mein Alltag erscheint auf den ersten Blick stressig zu sein, doch es funktioniert gut. Zwar habe ich nicht so viel Freizeit, wie andere meiner Kommilitonen*/innen, doch weiß ich sie besser zu schätzen.

Die Auswirkungen auf die Behinderung lassen sich nicht fundiert feststellen, dennoch glaube ich, dass es sowohl für mich als auch für die Mitstudierenden und Lehrenden hilfreich ist mit Menschen mit Behinderung in Kontakt zu treten, um die Inklusion der UN-Behindertenrechtskonvention voranzutreiben.

Glossar

Abkürzungsverzeichnis

Ayurveda	Traditionelle Indische Medizin
Bobath	problemlösender Ansatz in der Befundaufnahme und Behandlung Erwachsener und Kinder mit neurologischen Erkrankungen
Craniosacraltherapie	feine tiefgreifende Körperarbeit, die auf allen Ebenen des menschlichen Seins ausgleichend und harmonisierend wirkt
Crispr-Cas9	Clustered Regularly Interspaced Short Palindromic Repeats
DMD	Duchenne Muskeldystrophie
IFG	Intensivfördergruppe
Kinestetik	Lehre der Bewegung
Manuelle Therapie	dient in der Medizin der Behandlung von Funktionsstörungen des Bewegungsapparats
MRT	Magnetresonanztomographie
MVZ	Medizinisches Versorgungszentrum
MZEB	Medizinisches Behandlungszentrum für Menschen mit Behinderung
Shiatsu	Form der manuellen Therapie
SL	Skapolunäres Band
Tracheostomie	Luftröhrenschnitt
Vojta	physiotherapeutische Behandlungsmethode bei Störungen des zentralen Nervensystems und des Haltungs- und Bewegungsapparates
WHO	World Health Organisation

Literaturverzeichnis

Coelen, Thomas; Otto, Hans-Uwe (2008): Grundbegriffe Ganztagsbildung. Das Handbuch. 1. Aufl. Wiesbaden: VS Verlag für Sozialwissenschaften / GWV Fachverlage GmbH Wiesbaden.

Daut, Volker (2005): Leben mit Duchenne-Muskeldystrophie. Eine qualitative Studie mit jungen Männern. Zugl.: Halle, Univ., Diss., 2005. Bad Heilbrunn: Klinkhardt.

DGM (2019): Muskeldystropohie Duchenne und Becker. Hg. v. Deutsche Gesellschaft für Muskelkranke e. V. Online verfügbar unter https://www.dgm.org/muskelerkrankungen/muskeldystrophie-duchenne-becker, zuletzt geprüft am 18.07.2019.

Dudenverlag (Hg.): Definition Gesundheit. Online verfügbar unter https://www.duden.de/rechtschreibung/Gesundheit, zuletzt geprüft am 23.07.2019.

Dudenverlag (Hg.): Definition Krankheit. Online verfügbar unter https://www.duden.de/rechtschreibung/Krankheit, zuletzt geprüft am 23.07.2019.

Forst R., Forst J.: Erbliche Muskelerkrankungen. In: *up2date* 2009 (4), S. 157–180. Online verfügbar unter https://www.thieme-connect.de/products/ejournals/abstract/10.1055/s-0029-1214837, zuletzt geprüft am 18.07.2019.

Lange, Cornelia; Lampert, Thomas (2011): Daten und Fakten: Ergebnisse der Studie "Gesundheit in Deutschland aktuell 2009". Berlin: Robert-Koch-Inst (Beiträge zur Gesundheitsberichterstattung des Bundes). Online verfügbar unter https://www.rki.de/DE/Content/Gesundheitsmonitoring/Gesundheitsberichterstattung/GBEDownloadsB/Geda09/subjektive_gesundheit.pdf?__blob=publicationFile, zuletzt geprüft am 23.07.2019.

Mitscherlich, Alexander; Brocher, Tobias; Mering, Otto von (1972): Der Kranke in der modernen Gesellschaft. 4. Aufl. Köln: Kiepenheuer & Witsch (Neue wissenschaftliche Bibliothek Soziologie, 22).

Schmidt, Robert F.; Unsicker Klaus (2008): Psychokardiologie. Ein Praxisleitfaden für Ärzte und Psychologen ; mit 8 Tabellen. Köln: Dt. Ärzte-Verl.

Stiftung Pfennigparade (2019a): Ergotherapie. Hg. v. Stiftung Pfennigparade. Stiftung Pfennigparade. München. Online verfügbar unter https://www.pfennigparade.de/medizin-und-therapie/ergotherapie, zuletzt geprüft am 25.07.2019.

Stiftung Pfennigparade (2019b): Intensivfördergruppe. Hg. v. Stiftung Pfennigparade. Stiftung Pfennigparade. München. Online verfügbar unter https://www.pfennigparade.de/pfennigparade-der-film?id=154, zuletzt geprüft am 25.07.2019.

Stiftung Pfennigparade (2019c): Logopädie. Hg. v. Stiftung Pfennigparade. Stiftung Pfennigparade. München. Online verfügbar unter https://www.pfennigparade.de/medizin-und-therapie/logopaedie, zuletzt geprüft am 25.07.2019.

Stiftung Pfennigparade (2019d): MVZ. Hg. v. Stiftung Pfennigparade. Stiftung Pfennigparade. München. Online verfügbar unter https://www.pfennigparade.de/medizin-und-therapie/mvz, zuletzt geprüft am 25.07.2019.

Stiftung Pfennigparade (2019e): MZEB. Hg. v. Stiftung Pfennigparade. Stiftung Pfennigparade. München. Online verfügbar unter https://www.pfennigparade.de/medizin-und-therapie/mzeb, zuletzt geprüft am 25.07.2019.

Stiftung Pfennigparade (2019f): Physiotherapie. Hg. v. Stiftung Pfennigparade. Stiftung Pfennigparade. München. Online verfügbar unter https://www.pfennigparade.de/medizin-und-therapie/physiotherapie, zuletzt geprüft am 25.07.2019.

Wegener Andreas (2007): Entstehung der sog. Arzneimittelbilder. In: *Zeitschrift für Klassische Homöopathie* 2012, 30.03.2007 (06:), S. 227–257. Online verfügbar unter http://www.wegener-andreas.de/publikationen/p49.pdf, zuletzt geprüft am 23.07.2019.

WHO (08.05.2014): Verfassung der Weltgesundheitsorganisation. WHO, vom 1. Übersetzung 0.810.1. Fundstelle: Bundesrat, S. 1. Online verfügbar unter https://www.admin.ch/opc/de/classified-compilation/19460131/201405080000/0.810.1.pdf, zuletzt geprüft am 23.07.2019.

Z.(2019): Therapeutensuche München. Hg. v. Therapie.de von Pro Psychotherapie e.V. therapie.de. München. Online verfügbar unter https://www.therapie.de/profil/zerban/, zuletzt geprüft am 25.07.2019.

Zichner, Ludwig (2003): Systemerkrankungen. 1. Auflage. s.l.: THIEME. Online verfügbar unter http://dx.doi.org/10.1055/b-002-8287.

Zinkant, Kathrin (2018): Genschere heilt Muskelschwund bei Hunden. In: *Süddeutsche Zeitung*, 31.08.2018. Online verfügbar unter https://www.sueddeutsche.de/wissen/gentherapie-genschere-heilt-muskelschwund-bei-hunden-1.4111951, zuletzt geprüft am 18.07.2019.

BEI GRIN MACHT SICH IHR WISSEN BEZAHLT

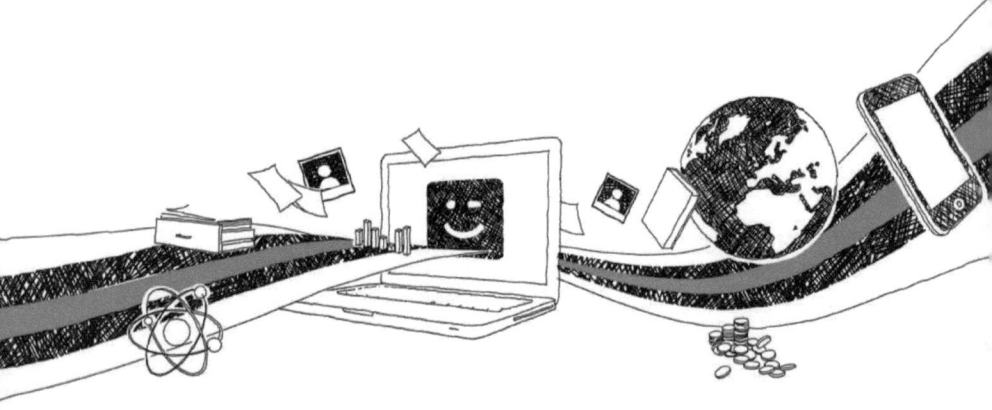

- Wir veröffentlichen Ihre Hausarbeit, Bachelor- und Masterarbeit

- Ihr eigenes eBook und Buch - weltweit in allen wichtigen Shops

- Verdienen Sie an jedem Verkauf

Jetzt bei www.GRIN.com hochladen und kostenlos publizieren

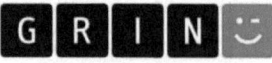